Intervallfasten & ketogene Ernährung

Mit Kurzzeitfasten & ketogener Ernährung gesund Leben & gesund abnehmen

Die beste Kombination für Ihre Gesundheit

Für Anfänger & Einsteiger bestens geeignet

Inhaltsverzeichnis

1. Teil

Intervallfasten

Einleitung

Als Erstes sei gesagt, dass das Intervallfasten auch unter dem Namen Intermittierendes Fasten oder auch Intermittent Fasting bekannt ist.

Falls Sie sich also ganz neu mit diesem Thema auseinandersetzen. In diesem Buch starten wir bei null und werden uns Schritt für Schritt durch die verschiedenen Methoden des Intervallfastens arbeiten, damit Sie erst einmal bestens aufgeklärt sind.

Damit Sie im Anschluss entscheiden können, welche Diätform bzw. Fastenmethode am besten für Sie umzusetzen ist.

Vorweg sei gesagt, dass es nun keine Form oder Methode gibt, die allein als Beste bekannt ist.

Gehen Sie auch bitte nicht mit dem Gedanken, in dieses Buch, die vermeintlich einfachste oder schwerste Methode auszuwählen, weil diese Auswahl normalerweise Ihren Charakter widerspiegelt.

Bedenken Sie, dass es bei der Wahl hauptsächlich um Ihren Alltag geht und inwiefern Sie täglich mit Arbeit, Kind, Hobbys o.ä. eingespannt sind.

Aber dazu mehr im Kapitel "***So finden Sie die richtige Fastenmethode für sich***".
Sie können sich ganz in Ruhe auf das Lesen einlassen und ohne Druck oder die Befürchtung schon beim Lesen, so aufmerksam lesen zu müssen, um sofort am Anfang die richtige Wahl zu treffen.

Wir werden, wie schon oben erwähnt, mit den Basics des Intervallfasten starten. Außerdem finden Sie in diesem Buch immer wieder wichtige Erkenntnisse der Wissenschaft und Hinweise auf erfolgreiche Studien zum Thema Intervallfasten.

Somit können Sie sich sicher fühlen, dass Sie dieser Form des Fastens Vertrauen können und das diese Fastenmethoden sogar das Zeug haben, um zu einer neuen Lebenseinstellung für Sie zu werden.

Aus meinem persönlichen Umfeld weiß ich, dass es viele Menschen genießen diese

Fastenmethoden zu leben, denn Sie sind, je nachdem welche, mit sehr wenig bis gar keinem Sonderaufwand zu betreiben und man bekommt im Umkehrschluss einen gesünderen Körper und kann den ungeliebten Pfunden ganz einfach den Kampf ansagen.

Auch das sehr ungesunde Bauchfett, das viszerale Fett kann dadurch extrem verringert werden. Das viszerale Fett werde ich auch in einem Extrakapitel für Sie ansprechen, bevor es zu den Hauptkapiteln über die verschiedenen Diätformen/ Fastenmethoden geht.

Sie können bis dahin immer noch in Ruhe weiterlesen und Informationen über dieses Thema sammeln, denn nach diesen Kapiteln erörtern wir zusammen, welche Form des Intervallfastens am besten zu Ihnen passt. Kurz vorweg, dabei wird es um Alter, Gesundheitszustand und Zeitmanagement gehen.

Achtung: Sollten Sie in irgendeiner Weise vorbelastet sein, dann sollten Sie unbedingt nach dem Lesen dieses Buchs noch den Rat Ihres Hausarztes einholen, um Überraschungen zu vermeiden.

Nachdem wir dann Ihre Fastenmethode erörtert haben, erhalten Sie noch ein kleines Motivationstraining, dass Ihnen Kraft geben wird, diese Umstellung zu meistern.

Natürlich muss eine Umstellung nicht immer hart sein, aber der Mensch löst sich prinzipiell ungern von alten Gewohnheiten und kommt oft wieder zurück in alte Muster, wenn der erste Eigenmotivationsschub vergangen ist.

Nachdem Sie dann die Theorie von mir bekommen haben, werde ich Ihnen in den abschließenden Kapiteln noch die wichtigsten Praxisinformationen liefern, damit Sie wie ein Profi und allem was dazu nötig ist, Ihr Intervallfasten ausführen können.
Ich habe es mir zur Aufgabe gemacht, dass es Ihnen in diesem Buch an nichts fehlen wird.

Sie werden zusätzlich auch Tellerrandübergreifende Themen, wie die oben angesprochene Motivation und einer zum Intervallfasten passenden Landesküche bekommen.

Genießen Sie nun dieses Buch.
Viel Spaß dabei!

Das ungesunde viszerale Fett

Als Viszeralfett bezeichnet man das Fett, das in der freien Bauchhöhle eingelagert ist.

Das sogenannte Bauchfett dient zum Teil auch zum mechanischen Schutz der inneren Organe. Es ist aber im Gegensatz zum Unterhautfettgewebe nicht direkt sichtbar. Ab einer größeren Menge des Bauchfetts kommt es aber zu einer sichtbaren Vergrößerung des Bauchvolumens.

Als Maß für das Viszeralfett dient also der Bauchumfang. Man misst den Bauchumfang nach folgenden Abläufen. Man misst zwei Finger breit oberhalb der Oberkante des Beckenkamms, über den Bauch hin zur anderen Seite.

Bei Frauen, die einen Umfang größer 79 cm haben und bei Männern größer 93 cm, besteht ein erhöhtes Risiko für Herz-Kreislauf-Erkrankungen, Herzinfarkte, Schlaganfälle und Diabetes mellitus Typ 2.

Bei Bauchumfängen von 88 cm bei Frauen und 102 cm bei Männern, gilt das Risiko sogar als stark erhöht.

Deswegen ist auch der BMI seit 2012 nicht mehr zeitgemäß oder uptodate.
Der neue Index wird BSI (*Body Shape Index*) oder auch ABSI (*A Body Shape Index*) genannt.
Er zieht zusätzlich auch das besonders schädliche Bauchfett in die Berechnung mit ein und kann somit besser als der BMI Gesundheitsrisiken prognostizieren.

BSI/ABSI:

Um den BSI/ABSI berechnen zu können, benötigen Sie zuerst Ihren BMI.
Auf Grundlage des BMI wir dann weiter gerechnet.
Sie benötigen zu Beginn der Rechnung folgende Maße.

Berechnung BMI:

m= Körpermasse in Kg
l hoch2= Körpergröße in Meter

Formel:

BMI= m:l hoch2

Beispiel:

BMI= 68 Kg : (1,66 m x 1,66 m)
BMI= 68 Kg : 2,76 m^2
BMI= 24,64 kg/m^2

Kategorie	BMI kg/m^2

starkes Untergewicht	<16
Mäßiges Untergewicht	16 - < 17
Leichtes Untergewicht	17 - < 18,5
Normalgewicht	**18,5 - < 25**
Präadipositas	25 - <30
Adipositas Grad I	30 - <35
Adipositas Grad II	35 - <40
Adipositas Grad III	< 40

Berechnung BSI/ABSI:

Da die Selbstberechnung des BSI/ABSI sehr kompliziert ist, können Sie unter folgendem Link eine Berechnung nach Ihren Angaben durchführen.

https://endokrinologie.bayern/service/absi.html
(Schreiben Sie diesen Link in Ihren Browser)

Wenn der BSI über 0,083 liegt, geht man von einem erhöhten Risiko aus, bei einem Wert von 0,091 soll eine Verdopplung des relativen Risikos vorliegen.

Nochmals zum Verständnis. Das hier Angesprochene Viszeralfett ist nicht das sichtbare Fett, aber es ist das wichtigste Fett, wenn es um unsere Gesundheit geht. Denn gesund abnehmen und gesund sein und leben, ist das Hauptaugenmerk in diesem Buch bzw. des Intervallfastens.

Denn stupides Training an der Problemzone, bringt, wie wir schon wissen ja überhaupt nichts. Eine gesunde Mischung aus körperlicher Ertüchtigung und bewusster Ernährung ist der Schlüssel.

Deswegen sollte Ihr Bedürfnis, Hüftspeck und Bauchfett zu verlieren, ab jetzt bei Ihnen viel tiefer gehen als vielleicht nur der Wunsch, sexy in den Jeans auszusehen, oder großartig neben dem Partner auszusehen. Es ist auch mit Ihrer allgemeinen Gesundheit verbunden und birgt viele gefährliche Gesundheitsrisiken.

P.s. Eine der häufigsten Ursachen für den Hüftspeck und auch Oberschenkelfett, sind die Östrogene. Und ja Östrogene sind weibliche Geschlechtshormone und kommen nur im weiblichen Körper vor, deswegen sind es wieder mal nur die Frauen, die davon betroffen sind und nicht die Männer.

Der Östrogenspiegel ist von zahlreichen metabolischen Faktoren abhängig und kann beispielsweise mit Brokkoli und der Zufuhr von Vitamin B6 und B12 sowie mit Folsäure im Zaum gehalten werden.

Gesundheitsgefahren von Hüftfett und Bauchfett

Es gibt zwei Arten von Fett in Ihrem Körper, viszerale und subkutane. Subkutanes Fett ist das Fett, das zwischen Haut und Muskel gespeichert wird. Dies ist das Fett, welches es sich in der Regel auf Ihren Beinen und Ihrem Hintern breit macht. Viszerales Fett sammelt sich um die Organe an.

Viszerales Fett, das Fett im Bauchbereich, ist viel gefährlicher als subkutanes Fett und birgt viele Gesundheitsrisiken, wie Sie ja schon wissen. Die Forschung hat auch gezeigt, dass diese Art von Fett das Risiko eines vorzeitigen Todes erhöht.

Also, wenn die Figur technischen Vorteile vom Verlust der Hüftpolster nicht Ansporn genug für Sie sind, dann sollten es die gesundheitlichen Auswirkungen sein.

Viszerales Fett wird gebraucht für eine gesunde Körperfunktion, um Ihre Organe zu polstern.

Subkutanes Fett

Subkutanes Fett oder auch Subkutis genannt, ist die untere Schicht der Haut (Unterhautfettgewebe).
Dieses Fettgewebe dient als Energiespeicher und Wärmeisolator.

Die Verteilung und Menge des Fetts ist geschlechts- und ernährungsabhängig. Diese Schicht kann mehrere Zentimeter groß werden. Verstärkt in den Regionen am Bauch, Hüften, Oberschenkel und Gesäß.

Bei Männern wird Fett hauptsächlich im Bauch eingelagert. Nur das hier wieder das schlechte viszerale Fett zum Einsatz kommt und nicht das harmlose subkutane Fett.

Ganz anders als bei Frauen, hier wird hauptsächlich subkutanes Fett eingelagert und das leider überwiegend an den Hüften und dem Gesäß.

Bestimmt wird die Form der Gesäßbacken und die Größe der weiblichen Brust im Wesentlichen durch das subkutane Fett.

Ergebnisse einer Studie an Mäusen hat gezeigt, dass man das subkutane Fett durchaus als gutes Fett bezeichnen kann. So haben amerikanische Forscher subkutanes Fett von Mäusen in den Bauchraum anderer Mäuse transplantiert. Die Empfängermäuse hatten nun zwar mehr Fett als zuvor, profitierten aber davon.

Die Insulin- und Zuckerwerte verbesserten sich rasch und nach einiger Zeit reduzierte sich sogar die Fetteinlagerung und das Körpergewicht.

Fettzellen unter der Haut haben offenbar ganz andere Eigenschaften, als diese die im Bauchraum sitzen, schlussfolgerten die Wissenschaftler. Die Ergebnisse zeigten, dass es auch gutes Fett gibt.

Ganz geklärt ist diese Erkenntnis jedoch noch nicht. Jetzt muss man noch herausfinden, wie der positive Effekt des subkutanen Fetts entsteht, so die Forscher.

Was ist Intervallfasten und was ist das Besondere daran?

Eigentlich ist der menschliche Organismus bereits seit Urzeiten auf Fastenzeiten programmiert. So gab es für unsere Vorfahren immer wieder Zeiten, in denen es Nahrung im Überfluss gab und Zeiten in denen „Mangel“ herrschte und gefastet wurde. Somit ist diese Methode auch seit Millionen von Jahren erprobt.

Was damals einfach so hingenommen werden musste und einen natürlichen „Gesundheitsschutz“ für unseren Körper darstellte, mit Zeiten der Erholung und Regeneration, gibt es heute nicht mehr. Unser Körper, der heutzutage mit so viel unnatürlicher Kost, der Zivilisationskost und einer Überernährung leben muss, hat es nicht einfach.
Unser Körper hat diesen gesunden Ausgleich

durch „Mangel“ (Nahrungsknappheit) und das Essen von natürlichen Nahrungsmitteln nicht mehr und somit keine "natürlichen" Erholungszeiten.

Unser Körper weiß heutzutage nichts mehr von solchen „Notzeiten“. Was einerseits auch gut ist, andererseits bleibt leider auch der damit verbundene gesunde “Fasten-Effekt“ für unseren Körper aus. Denn ständig so viel zu essen, wie wir möchten oder können, ist eben nicht gesund.

Was ist nun das besondere des Intervallfastens?

Diese Methode des Fastens und die damit verbundene Umstellung zum ursprünglichen Essrhythmus, wird Ihnen helfen, Ihrem eigenen Körpergefühl (wieder) näherzukommen. Diese Fastenmethode ist im eigentlichen Sinne gar keine Methode, sondern ein natürlicher Bestandteil unserer Spezies seit sehr vielen Jahren.

Das Intervallfasten ist nichts anderes, als in vorgegebenen zeitlichen Abständen zu fasten und zu essen. Entweder stundenweise oder tageweise.

Es gibt Ihnen ein Zeitfenster vor, indem es sinnvoll ist zu essen und es eben sinnvoll ist, nichts zu essen. Eine perfekte Ergänzung zwischen einer normalen Ernährung und Nahrungsmittelentzug.

Intervallfasten ändert nicht, wie viel oder was Sie essen, sondern es verändert, wie oft und wann Sie essen.

Beim Intervallfasten können Sie im Grunde genommen, essen was Sie wollen — es gibt keine strengen Grenzen für Kohlenhydrate, Fett oder andere Nährstoffe. Halten Sie sich aber am besten, an Ihre bisherige Ernährung. Alles, was Sie ändern werden, wenn Sie beginnen, ist die Anzahl der Stunden, in denen Sie essen und nicht essen.

Ein Intervallfasten ist einfacher und weniger stressig für den Körper, als wenn man ein langes, durchgängiges Fasten durchführen würde, da der Körper kurze Fastenzeit mit normaler Essenszeit abwechseln kann.

Das Gute am Intervallfasten ist, dass es eine sehr große Bandbreite an verschiedenen Methoden gibt, um für sich den besten Essrhythmus im Alltag zu integrieren. Weiter ist es sogar auch möglich, die verschiedenen Fastenmethoden zu kombinieren und zu variieren. Einer der wohl wichtigsten Aspekte sind und bleiben natürlich die zu erwartenden Resultate für Ihre Gesundheit.

Natürlich kann und darf ich Ihnen keine gesundheitstechnischen Versprechen geben, aber aus Studien und Selbstanwendung, können folgende positive Auswirkungen einhergehen.

➠ Entschlackung (Zellreparatur- & verjüngung wird gesteigert)

➠ Erhöhung des Stoffwechsels

➠ entzündungshemmend

➠ Erhöhung der Insulin-Sensitivität

➠ positive Auswirkungen auf Blutfettwerte, Blutdruck und Cholesterin

➠ höhere Lebenserwartung

➠ höhere Resistenz gegen oxidativen Stress

➠ positive Effekte bei Alzheimer und Multiple Sklerose und Krebs

➠ verbesserte Fettverbrennung

➠ verbesserter Muskelaufbau

Für wen ist Intervallfasten geeignet?

Die Methoden des zeitlichen Fastens sind für alle **gesunden Mensch** ohne chronische Vorerkrankung geeignet.

Ausnahmen sind heranwachsende Kinder und Menschen die schon ein hohes Lebensalter erreicht haben. Für die Leser, die sich nicht einem Alterszustand zuordnen können, beziehungsweise diese Angabe als zu weit umfassend finden, sollten das natürlich bevor sie fasten immer mit dem Hausarzt besprechen. Mit dem Segen vom Hausarzt lässt sich beruhigender Fasten.

Der Gang zum Arzt kann in allen Gesundheitszuständen und auch bei allen folgenden Erscheinungen gemacht werden, wenn Sie das Intervallfasten durchführen möchten.

Ein Niedriger Blutdruck, Schwangerschaft oder Stillzeit, gelten als ein kategorisches Ausschlusskriterium.

Hohe Vorsicht ist auch bei Stoffwechselerkrankungen und Essstörungen wie Bulimie geboten.

Die Fastenmethoden dienen dazu, Ihren Körper auf gesunde Weise zu stärken und als positiver Nebeneffekt das Gewicht zu regulieren.

Für untergewichtige Menschen bedeutet dies aber, wie jede andere Diät auch, eine Gefahr für den Körper und das Leben.

Ist Ihr Organismus bereits stark geschwächt durch eine Therapie, ist hier ebenfalls auch von einem Intervallfasten oder einer Diät im Allgemeinen strengstens abzuraten.

Die Autophagie

Wenn unsere Zellen sich selbst reinigen und die Abfälle entsorgen, nennt man diesen biochemischen Prozess Autophagie (Autophagozytose).

Es wird viel über diesen Vorgang geforscht, seit der Entdeckung der Autophagie durch den Zellbiologen Yoshinori Ohsumi, 2016, der dafür sogar den Nobelpreis für Medizin bekam.

Man hat herausgefunden, dass durch die Autophagie viele Stoffwechselvorgänge besser laufen, Entzündungen schneller abheilen und dass das Herz Kreislauf System gestärkt wird.

Außerdem hat man herausgefunden, dass die Autophagie auch den Alterungsprozess verlangsamen und Nervenzellen schützen kann.

Weiter haben Forscher entdeckt, dass das Intervallfasten die Autophagie verstärkt und dass nach einer Fastendauer von ca. 14-16 Stunden der Höhepunkt dafür erreicht wird.

Die Autophagie wird zusätzlich durch Bewegung gefördert, während Kalorien und eine zu kurze Fastenzeit diesen speziellen "Prozess" hemmen.

Mit diesem Wissen im Gepäck können wir nun zusammen die verschiedenen Fastenmethoden in Augenschein nehmen.

Die 16/8 und die 20/4 Methode

Die 16/8 Methode ist das beliebteste Fasten und die häufigste verwendete Methode des „Intermittent Fasting“. Dabei wird 14 bis 16 Stunden gefastet, am besten mit keiner Kalorieneinnahme.

Nach dem Fasten kann dann am selben Tag im Zeitrahmen von 8 bis 10 Stunden gegessen werden. Auch wenn Sie durch den etwas verlängerten Nahrungsentzug einen großen Hunger entwickelt haben, versuchen Sie in normalen Portionen zu essen bzw. wie zuvor.

Diese Fastenmethode wird täglich durchgeführt. Je länger Sie dieses tägliche Ritual durchziehen, umso besser.

Bei der 20/4 Methode ist es ähnlich, nur dass hier die Fastendauer auf 20 Stunden verlängert wird. Dies ist die etwas verschärfte Version zur 16/8 Methode. Diese Methode wird oft verwendet, wenn man verstärkt auf das Abnehmen fixiert ist.

Da die 16/8 Methode relativ einfach durchzuführen ist, bedarf es bei der 20/4 Methode schon etwas Durchhaltevermögen und Disziplin.

Die 5/2 und 6/1 Methode

Diese Fastenmethode ist wie die 16/8 Methode einer der beliebtesten. Es wird dabei an 2 Tagen durchgängig gefastet mit wenig Kalorienzufuhr und an 5 Tagen in der Woche ganz normal gegessen.

Keine Angst, Sie müssen jetzt nicht die kompletten 2 Tage auf Nahrung verzichten. An den Fastentagen des Intervallfastens dürfen ca. 500-600 kcal eingenommen werden. Weiter unten werden Sie erfahren, dass dieser Richtwert sich auch noch erhöhen kann, bei richtiger Ernährung.

Auch diese Fastenmethode dient hauptsächlich zum Abnehmen. Es bedarf für die 2 Fastentage ein wenig „Willenskraft“, aber schwer durchzuhalten ist es auch an diesen Tagen nicht, da man täglich 500-600 kcal zur Verfügung hat.

Die Erfahrungen haben gezeigt, dass es den Fastenden nicht schwerfiel, diese 2 Tage mit wenig Kalorien durchzuhalten.

Zum Einstieg in diese Form des tageweisen Fastens, empfehle ich Ihnen, erst einmal mit der einfacheren 6/1 Methode zu starten und nur an einem Tag der Woche zu fasten.

An welchem Tag bzw. an welchen Tagen in der Woche Sie fasten, ist ganz egal. Sie können sich für jede neue Woche die Tage erneut zurechtlegen.

Michael Mosley gilt als der Erfinder dieser Fastenmethode, in neuesten Berichten von Mosley, schreibt er, dass man mittlerweile auch großzügige 800 Kalorien an den “Fastentagen” zu sich nehmen darf.

Dabei sollte man aber bei jeder Nahrungsaufnahme die mediterrane Ernährungsweise befolgen.

Um Arteriosklerose und Herz-Kreislauferkrankungen vorzubeugen, empfehlen Ernährungswissenschaftler auch die mediterrane Küche. Viel Gemüse und Obst und kaltgepresstes Olivenöl statt Butter. Das hält auch das Herz gesund.

Info: Bevor es am Ende des Buchs zu den Rezepten geht, habe ich noch ein Kapitel über mediterrane Küche für Sie vorbereitet.

Die 10in2 Methode

Bernhard Ludwig hat diese Methode entwickelt. Diese Diätform ist unter dem Namen 10in2 Methode bekannt. Sie ist etwas weniger bekannt, als die oben vorgestellten 16/8 und 5/2 Methoden.

Der Psychologe hat es sich zur Aufgabe gemacht eine Diätform zu entwickeln, bei der man essen darf, was man will, das aber nur jeden 2. Tag.

Jetzt könnte man denken, diese Methode trägt den Namen 10in2, weil man dadurch in 10 Tagen 2 Kilos abnimmt. Klingt gut und ist auch durchaus realistisch, aber die Bedeutung ist etwas komplizierter aufgebaut.

Natürlich geht es in erster Linie wieder um ein zeitliches Fasten, bei dem an einem Tag gegessen werden darf und am darauffolgendem Tag gefastet wird.

Die Zahlen/Methode 10in2 setzt sich hierbei folgendermaßen aus dem Tag des Fastens und des Essens zusammen. Der Tag, an dem gegessen werden darf, bekommt die Zahl 1 zugeordnet.

Der Fastentag bekommt somit die Zahl 0 zugeordnet. Da das Ganze **“in 2 Tagen”** passiert, entschied sich Ludwig dafür diese Methode 10in2 zu nennen.
In 2 aufeinanderfolgenden Tagen wird also an einem Tag gegessen (1) und am anderen Tag gefastet (0).

Was nun speziell am Essenstag auf den Tisch kommt, können die Abnehmwilligen selbst entscheiden, es wird jedoch vielfach berichtet, dass sich schnell Appetit auf gesundes, nährstoff- und vitaminreiches Essen einstellt.

Am Tag des Fastens sind nur Wasser, Tee und Kaffee und höchstens noch Gemüsebrühe erlaubt.

Abends ist jedoch ein 1/8 Wein oder ein Bier 0,2L erlaubt.

Einblick in die Buchinger Methode

Hierbei handelt es sich um eine reine Trink Kur. Sie ist über 80 Jahre alt. Bevor man mit dieser Methode startet, sollte man sich selbst mit leichter Kost ein paar Tage darauf vorbereiten.

Nach einer kompletten Darmentleerung beginnt man für etwa fünf Tage mit dem eigentlichen Fasten. Über den Tag verteilt werden mindestens 2-3 Liter Flüssigkeit aufgenommen.

Morgens trinkt man Tee und mittags Gemüsebrühe oder Säfte. Nachmittags wieder Tee oder Wasser.

Gemüsebrühe und Obstsaft dienen am Abend dann als Mahlzeit. Es sollte aber nicht mehr als 500 kcal am Tag über Flüssigkeiten aufgenommen werden. Alles begleitet mit ein wenig Sport oder Yoga.

Nach dem Fasten wird das Fastenbrechen eingeleitet, indem man einen Apfel isst mit Gemüsebrühe. Danach kommen die

Aufbautage mit leichter Kost, Wechselduschen und Bürstenmassagen.

So finden Sie die richtige Fastenmethode für sich

Wie am Anfang besprochen werde ich Ihnen noch dabei helfen, die für Sie und Ihren Alltag beste Methode zu wählen.

Als Erstes definieren Sie, ob Sie speziell abnehmen möchten oder mit Ihrem Gewicht größtenteils zufrieden sind. Da man diese Methoden nicht unbedingt zum Abnehmen benutzen muss, hat uns unter anderem die Autophagie gezeigt.

➠ zum besseren Abnehmen haben sich die Methoden 5/2, 6/1 oder 10in2 bewährt.
Sie sind etwas anspruchsvoller und müssen natürlich eingehalten werden, für gewünschte Ergebnisse.

➠ für den Einstieg empfehle ich aber die 16/8 Methode. Sie ist quasi im Schlaf umsetzbar und der Körper wird am sanftesten auf eine Veränderung eingestellt.

Natürlich kommt es auch auf das Durchhaltevermögen an, gerade am Anfang, wenn der Körper Nahrung verlangt.

Versuchen Sie sich vorzustellen, was Ihnen besser liegen würde.

➠Ein relativ kurzer Zeitraum ohne Nahrung und danach ein gewohntes Essen zu essen. (16/8 oder 20/4)

➠Ein Zeitraum über ein oder zwei ganzen Tagen, in dem Sie nur wenig essen dürfen. (5/2, 6/1 oder 10in2)

Wenn Sie nun schon eine Tendenz für eine Methode haben, sollten Sie jetzt noch über Ihren täglichen Tagesablauf nachdenken.

Können Sie es sich erlauben energie technisch und kraft technisch mit einer zeitlichen Unterernährung den Tag zu bewältigen. Dies gilt Hauptsächlich für die 20/4, 5/2, 6/1 oder 10in2 Methoden.

Das bedeutet, dass bei harter körperliche Arbeit oder immensen Stress nicht unbedingt einer der gerade erwähnten Methoden gewählt werden sollte.

Natürlich reagiert jeder Körper anders auf die Gegebenheiten in unserem Leben, deswegen versuchen Sie einfach mit einer Methode zu starten, die Ihnen nun am besten für Ihren Alltag und Ihren Körper erscheint.

Das Schöne ist, Sie können diese Methoden auch mischen. Das bedeutet, dass Sie an Tagen an denen Sie nicht viel um die Ohren haben oder große Anstrengungen machen müssen, einfach mal in die Methoden des tageweisen Fastens einsteigen können.

Ein anderes Beispiel wäre, wenn Sie die 16/8 Methode machen, aber nach 16 Stunden Fasten merken, Sie brauchen noch nichts zu essen, dann verlängern Sie einfach auf die 20/4 Methode.

Sie sehen, das Intervallfasten unterliegt keinen harten Gesetzen. Das Wichtigste ist, dass Sie sich wohlfühlen und wissen Sie tun Ihrem Körper und Ihnen selbst etwas Gutes.

Allgemeiner Ablauf in der Fastenzeit

Der Beginn und Einstieg in einen Fastentag unterliegt zwar keinen unumstößlichen Vorgaben, aber natürlich sollten Sie den geplanten Nahrungsverzicht sorgfältig einhalten und eine intensive Flüssigkeitszufuhr gilt dabei als oberste Pflicht, um Ihren Erfolg dabei nicht zu gefährden.

Morgens empfiehlt sich, die Einnahme eines ungesüßten Tees. Eine selbstgemachte Gemüse- oder Hühnersuppe zum Mittag füllt den Magen, ohne das erlaubte Kalorienkontingent zu verfehlen.

Gleichzeitig führt diese dem Körper wichtige Elektrolyten zu. Kleine Snacks zum Mittag oder Abend, in Form von Paprikastückchen, ein angebratenes Ei ohne Fett oder mit ein wenig kaltgepresstem Öl, dazu Knäckebrot. Eine klare Vorgabe für den Zeitpunkt der Einnahme gibt es nicht und erfolgt nach Ihrem eigenem Ermessen.

Derartige Snacks sollten aber auf 500 bis 600 kcal (max. 800 kcal) über den ganzen Tag limitiert sein.

Ziel ist es, die Energiezufuhr auf etwa ein Viertel des üblichen Bedarfs zu senken.

Darmreinigung

Genauso wie beim Buchinger Heilfasten, siehe oben beschrieben, ist es immer wichtig, dass man bei einem Fasten zu Beginn den Darm entleert.

Dann bekommt man beim Fasten nicht so ein großes Hungergefühl. Außerdem kommt es dann weniger (oder gar nicht) zu unangenehmen Problemen wie Kopfschmerzen oder Schwindel, etc., die bedingt durch die Ausscheidungen beim Fasten passieren.

Eine Darmspülung kann man ganz einfach zu Hause machen. Entweder mit einem Einlaufgerät oder mit einem Klistier.

Mit einem Klistier, wie man ihn auch für Babys benutzt geht es noch einfacher und schneller. So ein Klistier kann man sich bei der Apotheke besorgen. Gespült wird der Darm mit warmen Wasser. Wenn Sie noch etwas "Hilfreiches" wie Kräutermischungen, etc. ins Spülwasser hineingeben wollen, können Sie dies natürlich auch machen.

So eine Darmspülung ist nichts Schlimmes und wer das erstmal gemacht hat, wird das bestätigen.

Es ist wirklich sehr hilfreich und gut, wenn man hin und wieder so eine Darmspülung macht. Und besonders, wenn man ein Fasten beginnt.

Intervallfasten und Sport

Lange Zeit galt das Sporttreiben ohne ausgiebige Ernährung als nicht zielfördernd und schnell ermüdend.

Laut einer Studie des Kasseler Sportwissenschaftlers Professor Dr. Kuno Hotenrott, verbessern sich durch körperliche Anstrengung in Kombination mit Intervallfasten die Trainingsresultate beträchtlich.

Während den Fastentagen sollten Sie sich jedoch keiner übermäßigen Belastungen aussetzen. Ausdauer- und Kraftsport sollten nur mit ausreichender Kalorienversorgung durchgeführt werden.

Wenn Sie bei Ihrem gewohnten Training Probleme spüren oder es nicht wie gewohnt ausführen können, schalten Sie einen Gang herunter oder fragen Sie wiederum Ihren Arzt nach Rat.

Finden Sie Ihre Motivation

Dieses Buch soll Ihnen den Ruck und die Motivation geben, welche Sie brauchen, weil Sie es sich Wert sind.

Gesunde Motivation und Durchhaltevermögen, beinhaltet auch das Wissen um die eigenen Schwächen und Makel und einen positiven Umgang damit.

Setzen Sie sich nicht unter Druck und loben Sie sich selbst, sobald Sie einen Tag geschafft haben und für jeden weiteren Tag ebenfalls.

Belohnen Sie sich auch mal mit einem tollen und nicht alltäglichen Essen an den Tagen oder Stunden, an denen nicht gefastet wird.

Sie werden sehen, dass diese kleine Geste einen enormen Einfluss auf Ihre Motivation und sogar auf Ihr Selbstvertrauen hat.

Genauso, wie Lob von anderen Menschen ein positives Gefühl in uns hervorruft, funktioniert das auch mit uns selbst.

Noch besser funktioniert es durchzuhalten und nicht gleich wieder nach ein paar Tagen aufzuhören, wenn man es gemeinsam mit dem

Partner oder mit der besten Freundin oder Freund macht.

So kann man Lob und Belohnung gemeinsam Erleben und kann sich gegenseitig stärken.

Seien Sie aber nicht zu hart zu sich selbst, wenn Sie es einmal versäumt haben durchzuhalten. Disziplin beim Intervallfasten ist nicht etwas was Sie wie einen Lichtschalter an- und ausschalten können. Es ist ein zeitlicher Prozess, den Sie mit der Zeit erlangen werden.

Manchen Menschen fällt dies leichter und manchen etwas schwerer, aber ich garantiere Ihnen, dass es von Tag zu Tag immer leichter wird.

Irgendwann geht es bei Ihnen als Gewohnheit über und Sie können Ihre gewählte Methode als neue Lebenseinstellung dauerhaft betreiben, für ein gesundes,, langes, positives, wundervolles, selbstbestimmtes Leben.

Ein kleiner Tipp noch, bevor Sie loslegen: Wenn Sie dieses Buch nur lesen, aber nicht aktiv „mitgehen“, wird es Ihnen nicht die gewünschten Ergebnisse bescheren.

Ich wünsche Ihnen alles erdenklich Gute dabei!

Im Anschluss kommen nun noch die versprochenen Informationen zur mediterranen Küche und super leckeren Low Carb Rezepten unter anderem mit Kalorienangabe für jedes Gericht, damit Sie volle Kontrolle über Ihr Fasten behalten.

Mediterrane Küche

Zuerst einmal: die gesundheitlichen Vorteile der mediterranen Kost sind aller Rede wert.

Somit sollen unter anderem Fisch, Meeresfrüchte, Gemüse und Olivenöl das Herz, die Blutgefäße und das Hirn schützen.

Auch in zahlreichen Studien wurde bewiesen, dass diese Art der Ernährung die Arterien schützt und somit das Risiko vor Schlaganfällen und Herzinfarkten schützt.

Zusätzlich wird das Risiko gemindert, an Osteoporose, Diabetes, Alzheimer und an bestimmten Krebsarten zu erkranken. Natürlich kann aber nicht davon ausgegangen werden, dass dies auf jeden Menschen gleichermaßen zutrifft.

In Studien gibt es immer vereinzelte Fälle, an denen diese positiven Veränderungen festgestellt wurden. Es trifft also nicht immer und auf jeden zu.

Folgende Grundelemente der mediterranen Küche oder auch Landesküche der Mittelmmerregion genannt, sind typisch für diese:

➠ Olivenöl und Oliven (beim Öl auf kaltgepresstes achten)

➠ Knoblauch, Zwiebeln und Lauch

➠ frisches Gemüse u.a. Auberginen, Zucchini, Paprika und Tomaten

➠ Meeresfrüchte und Fisch

➠ Gewürze und Kräuter u.a. Rosmarin, Thymian, Koriander, Salbei, Fenchel, Kümmel, Oregano, Anis und Basilikum

➠ Helles Brot, Reis und Nudeln (**Achtung:** diese sollten aber beim Intervallfasten nicht unbedingt verzehrt werden)

➠ in einigen Ländern gibt es auch regelmäßig noch Rotwein zum Essen (Sie wissen ja, beim Intervallfasten ist höchstens ⅛ L Wein und auch nur bei der 10in2 Methode erlaubt)

Tipp: *Versuchen Sie bei den kommenden Rezepten, die mediterranen Einflüsse mit einzubinden. Zum Beispiel, würzen und ergänzen Sie die Gerichte zusätzlich mit den oben genannten Zutaten.*

Low Carb Rezepte

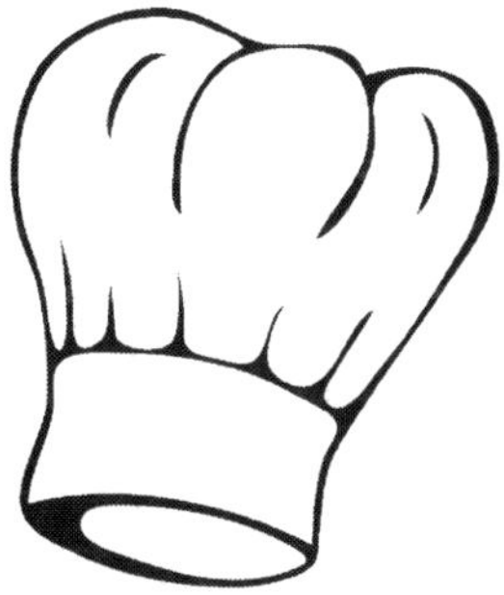

Tipps bevor es zu den Gerichten geht

Tipp 1: Würzen Sie bei allen Gerichten erst mit Salz, bevor Sie das Gericht verzehren, sonst zieht das Salz Flüssigkeiten aus den Zutaten und es schmeckt nicht mehr wie frisch gekocht.

Tipp 2: Knoblauch immer am Ende dem Gericht beifügen oder höchstens kurz mit in die Pfanne geben. Wird Knoblauch zu stark erhitzt, kann er bitter werden.

Tipp 3: Würzen Sie vor dem Anbraten von Fleisch mit Pfeffer, da durch die Hitze beim Anbraten der Pfeffer leckere Röstaromen entwickelt.

Tipp 4: Richtig salzen. Da Salz sich gerne an einzelne Zutaten anheftet und auch durch Rühren sich nicht verteilen lässt, ist es wichtig aus einer gewissen Höhe zu salzen.

Tipp 5: Ist Ihre Sauce zu dünn geworden legen Sie einfach eine Lasagne-Platte in den Topf. Die Flüssigkeit wird aufgesaugt, ohne den Geschmack zu verändern.

Tipp 6: Beim Auspressen von Früchten hilft Ihnen dieser Tipp für mehr Saft. Legen Sie die Frucht 10 Minuten in heißes Wasser, rollen Sie danach die Frucht über den Tisch und pressen Sie anschließend die Frucht.

Tipp 7: Eier immer auf einer flachen Oberfläche aufschlagen anstatt am Rand der Pfanne oder der Schüssel. So vermeiden Sie, dass Splitter der Schale im Essen landen.

Tipp 8: Um dem Essen den letzten Pfiff zu geben, versuchen Sie mal ein paar Spritzer Zitrone dazu zu geben. Das kitzelt die Aromen heraus.

Tipp 9: Besonders knusprige Haut beim Brathähnchen. Würzen Sie das Hähnchen mit Salz und lassen es ein paar Stunden ziehen. Der Haut wird so Wasser entzogen, was die

Hähnchenhaut besonders knusprig werden lässt.

Tipp 10: Wenn Sie eine Avocado inzwei schneiden und nur eine Hälfte benötigen, dann bewahren Sie die Hälfte mit Kern auf. Dadurch wird sie nicht so schnell braun und hält somit länger.

Tipp 11: Benutzen Sie Xucker anstatt Zucker. Xucker gehört auch zu den Süßungsmittel, ist aber wesentlich besser für Low Carb Gerichte geeignet als normaler Zucker.

Viel Spaß und viel Erfolg mit den folgenden Rezepten!

Schweinefilet mit grünem Spargel

Menge: *1 Portion*

Gesamtzeit: *25 Minuten*

Zutaten

Schweinefilet | 136 Gramm

Grüner Spargel| 100 Gramm

Knoblauchzehe | Anzahl 1

Salz & Pfeffer | Nach Belieben

Safran | 1 Messerspitze

Butter | 2 EL

Schalotte | Anzahl 1

Koriander | 1 EL gehackt

Brühe | 50ml

- 207,2 kcal
- 6,6g Kohlenhydrate
- 33g Eiweiß
- 7,1g Fett

Zubereitung

Schneiden Sie das Schweinefilet in gleichgroße Medaillons und Würzen Sie diese beidseitig mit Pfeffer. Braten Sie diese nun scharf und lassen Sie die Medaillons für 15 Minuten bei 100° Celsius im Ofen ziehen.

In der Zwischenzeit den grünen Spargel für 5 Minuten in kochendem Salzwasser bissfest ziehen lassen. Danach den Spargel herausnehmen und das Wasser ausschütten.

Nun die Schalotte und den Knoblauch klein schneiden und in Butter glasig anschwitzen. Die Brühe dazugeben und den Safran dazu mischen. Den Spargel klein schneiden, dazugeben und gar ziehen lassen.

Mit Koriander bestreuen und nach Belieben mit Pfeffer Würzen. Fertig!

Spezielle Informationen

Für eine schnellere Zubereitung können Sie die Medaillons komplett in der Pfanne anbraten und den Spargel direkt im Wasser gar ziehen lassen. Die Butter darüber und mit Pfeffer würzen. Die anderen Zutaten nach Belieben weglassen oder verwenden, es muss ja schließlich auch manchmal einfach und schnell gehen!

Hühnerbrust mit grünen Bohnen in Pfefferrahmsauce

Menge: *1 Portion*

Gesamtzeit: *27 Minuten*

Zutaten

Hühnerbrust | 130 Gramm

Grüne Bohnen| 100 Gramm

Zwiebel | Anzahl ½

Salz & Pfeffer | Nach Belieben

Sahne | 50 Milliliter

Brühe | 50 Milliliter

Frische Pfefferkörner | 1 Esslöffel

Speck | 2 Scheiben

Knoblauchzehe | Anzahl 1

- 323 kcal
- 9,5g Kohlenhydrate
- 45g Eiweiß
- 10,7g Fett

Zubereitung

Öl in die Pfanne geben. Die Hühnerbrust beidseitig mit Pfeffer würzen und 3-4 Minuten von jeder Seite anbraten. Danach für ca. 15 Minuten bei 120° Celsius im Ofen fertig garen lassen.

Die Zwiebel und den Speck klein schneiden und anrösten. Mit der Brühe aufgießen und die Pfefferkörner und die Sahne dazugeben. Kurz aufkochen lassen und danach beiseite stellen.

Die Bohnen von den harten Enden befreien und die Fasern abziehen. Im Wasser kurz blanchieren und danach halbieren.

Vor dem Essen Sauce und Bohnen noch mit Salz und Pfeffer vollenden den kleingeschnittenen Knoblauch darüber streuen und fertig!

Spezielle Informationen

Für eine schnellere Zubereitung kann die Hühnerbrust auch komplett in der Pfanne durchgebraten werden.

Gefülltes Putenschnitzel mit Tomate und Mozzarella

Menge: *1 Portion*

Gesamtzeit: *20 Minuten*

Zutaten

Putenschnitzel | 150 Gramm

Mozzarella| ½ Kugel

Tomate | Anzahl ½

Salz & Pfeffer | Nach Belieben

Basilikumblatt | Anzahl 2

Sojaöl | 2 Scheiben

Knoblauchzehe | Anzahl 1

- 298 kcal
- 1,5g Kohlenhydrate
- 43,7 g Eiweiß
- 12,9g Fett

Zubereitung

Als Erstes das Putenschnitzel dünn klopfen. Dann die Tomaten und den Mozzarella in dünne Scheiben schneiden und auf einer Hälfte des Putenschnitzels abwechselnd belegen. Darauf dann noch die Basilikum blätter legen und dann das Schnitzel zuklappen. Damit das Schnitzel geschlossen bleibt an beiden Enden mit einem Zahnstocher fixieren.

Ist kein Zahnstocher zur Hand, kann auch ein glatter (fusselfreier) Faden benutzt werden.

Danach das Putenschnitzel mit der Sojasauce bestreichen und mit Pfeffer würzen, danach in etwas Öl anbraten und im Ofen bei 150° Celsius fertig garen lassen. Zuletzt noch den kleingeschnittenen Knoblauch dazugeben und vor dem Verzehr mit Salz und Pfeffer nach Belieben fertig würzen.

Sollte ein Faden zur Fixierung verwendet worden sein, diesen vor dem Servieren entfernen.

Spezielle Informationen

Für eine schnellere Zubereitung kann das Putenschnitzel auch direkt in der Pfanne durchgebraten werden.

Kürbisbrot (Low Carb)

Menge: *2 Portionen*

Gesamtzeit: *8 Minuten*

Zutaten

Hokkaido Kürbis | 50 Gramm

Joghurt| 40 Gramm

Mandelmehl (weiß) | 20 Gramm

Milch | 20 Milliliter

Kürbiskerne | 20 Gramm

Backpulver | ½ Teelöffel

Salz | Nach Belieben

◈ 176 kcal

- 4,1g Kohlenhydrate
- 14,5g Eiweiß
- 10,6g Fett

Zubereitung

Verquirlen Sie das Ei mit der Milch und dem Joghurt. Nun den geraspelten Hokkaido Kürbis, das Mandelmehl, das Backpulver und das Salz dazugeben und alles zu einem glatten Teig verrühren. Die Kürbiskerne unterheben. Fetten Sie jetzt zwei mikrowellengeeignete Schälchen ein. Auf diesen wird nun der Brotteig gleichmäßig verteilt und bei ungefähr 800 Watt für 3 min in einer Mikrowelle erhitzt.

Spezielle Informationen

Zum Einfetten der Schälchen eignet sich Backtrennspray am besten.

Ofen-Gemüse mit Hühnchen

Menge: *1 Portion*

Gesamtzeit: *20-25 Minuten*

Zutaten

Rote Zwiebel | Anzahl 1/2

Paprika | Anzahl 1

Hähnchenbrust | 150 Gramm

Brokkoli | 200 Gramm

Olivenöl| 1 Esslöffel

Rosmarin | 1 Teelöffel

Schalotte | Anzahl 1

Salz und Pfeffer | Nach Belieben

- 351 kcal

- 13g Kohlenhydrate
- 44g Eiweiß
- 14g Fett

Zubereitung

Ihren Ofen müssen Sie auf 230 Grad vorheizen. Schälen Sie die Zwiebel und zerkleinern Sie sie grob. Paprika und Hähnchenbrust in Würfel schneiden, Brokkoli röschen zerteilen und alles in eine Auflaufform füllen. Mit dem Olivenöl und den Gewürzen verfeinern und ungefähr 15-20 min im Ofen garen.

Thunfischsalat

Menge: *1 Portion*

Gesamtzeit: *10 Minuten*

Zutaten

Knoblauch | 1 Zehe

Zwiebel | Anzahl 1/4

Paprika | Anzahl 1/2

Radieschen | Anzahl 2 1/2

Orange | Anzahl 1

Thunfisch | 1/2 Dose

Petersilie | 1/2 Bund

Apfelessig | ½ Esslöffel

Olivenöl | 1 ½ Esslöffel

Salz und Pfeffer | Nach Belieben

- 365 kcal
- 20g Kohlenhydrate
- 24g Eiweiß
- 21g Fett

Zubereitung

Die Paprika waschen, entkernen und würfeln. Den Knoblauch fein hacken. Die Zwiebel schälen und ebenfalls in kleine Würfel schneiden. Die Radieschen werden gewaschen, geputzt und in Scheiben geschnitten. Außerdem die Orangen schälen und filetieren. Danach die Petersilie waschen und hacken. In einem Sieb den Thunfisch abtropfen lassen. Anschließend das alle mit dem Essig und dem Olivenöl in einer Schüssel vermischen und mit Salz und Pfeffer abschmecken.

Hackfleischpfanne

Menge: *1 Portion*

Gesamtzeit: *20-25 Minuten*

Zutaten

Hackfleisch | 250 Gramm

Fetakäse | 100 Gramm

Tomaten | 250 Gramm

Paprika grün und gelb | jeweils 1/2

Knoblauch | 1 Zehe

Zwiebel | ½

Thymian | Nach Bedarf

Oregano | Nach Belieben

Salz und Pfeffer | Nach Belieben

- 697 kcal
- 18,6 g Kohlenhydrate
- 74,9 g Eiweiß
- 63,8 g Fett

Zubereitung

Hacken Sie die Knoblauchzehe und die Zwiebel klein. Die Paprika wird in mundgerechte Stücke geschnitten und anschließend beiseite gestellt. Danach das Hackfleisch zusammen mit der Zwiebel anbraten und mit dem Salz und dem Pfeffer würzen. Anschließend auch den Knoblauch und die Paprika dazugeben und diese kurz mitbraten. Dazu werden nun die passierten Tomaten hinzugefügt und alles wird miteinander verrührt. Den Feta klein schneiden und hinzugeben. Das Gericht mit Oregano, Thymian, Salz und Pfeffer abschmecken. Fertig!

Spezielle Informationen

Wenn es mal schnell gehen muss, einfach das Hackfleisch, die Zwiebel, den Knoblauch und die Paprika direkt zusammen anbraten.

Omelett mit Käse

Menge: *1 Portion*

Gesamtzeit: *18 Minuten*

Zutaten

Eier | 2

Schnittlauchröllchen | 2 Esslöffel

Knochlauch | 1 Zehe

Bergkäse (geraspelt) | 2 Esslöffel

Zitronensaft | ½ Teelöffel

Butter | 1 Teelöffel

Tomatenstückchen | Nach Belieben

Muskat | Nach Belieben

Salz und Pfeffer | Nach Belieben

- 460 kcal
- 1,7g Kohlenhydrate
- 30,5g Eiweiß
- 36,5 g Fett

Zubereitung

Die Eier mit Muskat, Salz, Pfeffer und dem Zitronensaft verquirlen. Geben Sie etwas Butter in eine beschichtete Pfanne, geben Sie in diese die Eimasse und das Omelett bei geringer bis mittlerer Hitze ausbraten.

Die obere Seite des Omelettes wird mit dem Bergkäse bestreut, sobald sie fest geworden ist. Nach dem Bestreuen die Pfanne von der Herdplatte nehmen. Zum Schluss das Omelett nur noch auf einem Teller servieren.

Spezielle Informationen

Damit das Omelett nicht so leicht anbrennt die Pfanne beim Braten leicht hin- und her bewegen.

2. Teil

Ketogene Ernährung

Einleitung

Bevor Sie nun endlich mehr zu dem ketogenen Lebensstil erfahren und wie Sie diesen mit Erfolg umsetzen, möchte ich Ihnen kurz vorstellen, was Sie von diesem Buch **nicht** erwarten können:

Sie werden in diesem Buch keine geheime Wunderformel kennenlernen, die Ihnen ohne eigenen Aufwand Ihren Traumkörper bringt. Ich kann Ihnen die beste Ernährungsstrategie vorstellen, doch wenn Sie nicht die notwendige Arbeit hineinstecken um die ketogene Ernährung erfolgreich umzusetzen, wird Sie Ihnen nicht viel bringen.

Sehen Sie mich als Ihren Trainer und Coach, der Ihnen einen Ernährungsplan aufstellt. Sie sind jedoch dafür verantwortlich wie Sie diesen Plan umsetzen.

Das wollte ich unbedingt loswerden, bevor Sie mehr Zeit in dieses Buch investieren. In den meisten Zeitschriften finden sich immer wieder dubiose Artikel, die Ihnen einen großen Abnehmerfolg mithilfe der Einnahme von speziellen Fett-weg-Pillen versprechen. Doch die ketogene Ernährung ist nicht eine Diät, die man mal kurz ausführt um daraufhin wieder zu der „normalen Ernährung“ zu wechseln.

Es ist einer der größten Mythen, dass man mit Diäten tatsächlich erfolgreich sein kann

Vor lauter Energie übersprudeln, sich fit und gesund fühlen und ein attraktives Erscheinungsbild haben – das ist für mich wahrer körperlicher Erfolg.

Dieses Ziel kann nur erreicht werden durch eine langfristige Umstellung der Ernährung.

Wenn Sie also genauso wie ich an diesen Dingen interessiert sind, dann lesen Sie weiter. In den folgenden Kapiteln werde ich Ihnen vorstellen was die Ketose genau ist, welches Potential diese für Sie bietet und wie Sie den Umstieg auf eine ketogene Ernährungsweise erfolgreich gestalten können.

Der Keto – Index

Um die Ketose und ihr ganzes Potenzial für Ihre Gesundheit und die Fettverbrennung zu verstehen, müssen wir zunächst grundlegende, relevante Begrifflichkeiten klären.

Stoffwechsel

Der Stoffwechsel ist der biochemische Prozess, bei der Energie gewonnen wird aus unserer Nahrung.

Makronährstoffe

Wir gewinnen durch unseren Stoffwechsel Energie aus 3 Nährstoffen: Protein, Fett und aus Kohlenhydraten.

Kohlenhydrate

Sie sind der herkömmliche Energieträger für unseren Körper. Man unterscheidet Kohlenhydrate durch die biochemische Kettenlänge und Komplexität. Der Grundbaustein von Kohlenhydraten ist die

Glukose. Der Konsum von Kohlenhydraten ist nicht essenziell für unser Überleben und der Aufrechterhaltung unserer Gesundheit. Der Energiewert von Kohlenhydraten ist 4,1 kcal/Gramm.

Protein/ Eiweiß

Protein wird umgangssprachlich auch Eiweiß genannt. Es besteht aus einer Kette von miteinander verknüpften Aminosäuren und hat in unseren Körper viele lebenswichtige Funktionen. Die Aufnahme von Protein ist essenziell für unser Überleben und der Aufrechterhaltung unserer Gesundheit. Der Energiewert von Protein ist 4,1 kcal/Gramm.

Fett

Überschüssige Energie wird bei einer positiven Energiebilanz gespeichert in Form von körpereigenen Fettreserven.

Fett hat den größten Energiewert unter den Makronährstoffen mit 9,3 kcal/Gramm. Der Konsum von Fett ist essenziell für unser Überleben und der Aufrechterhaltung unserer Gesundheit.

Mikronährstoffe

Diese Nährstoffe liefern unseren Körper keine Energie, doch sie sind essenziell zur Aufrechterhaltung unserer Gesundheit, unseres Wohlbefindens und unserer Vitalität.

Zu den Mikronährstoffen gehören Vitamine, Mineralstoffe, Spurenelemente und sekundäre Pflanzenstoffe.

Der Glucose Stoffwechsel

Bei der Gewinnung von Energie durch Kohlenhydrate kommt der Glucose Stoffwechsel ins Spiel.

Durch ihn werden Kohlenhydrate in eine für den Körper verwertbare Energieform umgewandelt.

Glucose

Die Glucose wird oftmals auch als Einfachzucker oder Traubenzucker bezeichnet und ist der Antrieb für den Glucose Stoffwechsel.

Die Ketose

Die Ketose ist ein Stoffwechselzustand, der aktiviert wird durch den weitgehenden Verzicht auf Kohlenhydrate, wodurch die Ketonkörper Konzentration im Blut erhöht wird.

Ketonkörper

Der Energietreibstoff der Ketose sind die Ketonkörper. Diese entstehen durch die Verwertung körpereigener Fettreserven.

Low Carb

Eine Ernährungsform bei der weitgehend auf den Konsum von Kohlenhydraten verzichtet wird, um Ziele wie Gewichtsverlust zu realisieren. Die Low Carb Ernährung ist der Überbegriff zur ketogenen Ernährung, kann jedoch nicht gleichgesetzt werden.

Ketogene Ernährung

Wird der Konsum von Kohlenhydraten bis auf ein minimales Level reduziert, dann spricht man von der ketogenen Ernährung. Durch die ketogene Ernährung erhöht sich die Menge von

Ketonkörper im Blut und wir aktivieren damit die Ketose.

Körpereigene Fettreserven

Um Energie in unseren Körper abzuspeichern baut der Mensch sich Fettreserven auf, um sich auf Perioden ohne Nahrungszufuhr vorzubereiten. Steht keine Nahrung zur Verfügung, kann auf dieses Fettdepot zugegriffen werden. Dieser Energiespeicher hält Energie bereits für mehrere Wochen bis hin zu Jahren und sichert bei fehlender Nahrungsaufnahme das Überleben des Menschen.

Glykogenese

Im Prozess der Glykogenese wird überflüssiger Zucker in unseren Glykogenspeicher gelagert.

Lipogenese

Im Prozess der Lipogenese wird überflüssiger Zucker in unseren körpereigenen Fettreserven gespeichert. Ist der Glykogenspeicher komplett gefüllt, tritt die Lipogenese in Kraft.

Glykogenspeicher

Neben dem Fettdepot kann der Körper Kohlenhydrate begrenzt auch in Form von Glykogen in unseren Zellen abspeichern. Die Speicherkapazität liegt bei 300-700 g und wird definiert durch die Größe der Muskulatur. Dieser Speicher hält Energie bereit für 36-48 Stunden.

Fettverbrennung

Bei der Umwandlung von Fett in für den Körper verfügbare Energie spricht man von der Fettverbrennung.

Energiebilanz

Ist die Differenz zwischen Energiezufuhr und Energieverbrauch. Wird durch die Ernährung mehr Energie zugeführt, als verbraucht nimmt man zu. Wird mehr Energie verbraucht, als zugeführt nehmen wir ab. Die Energiebilanz ist der ausschlaggebende Faktor für den Verlust von Fett.

Wie funktioniert die Ketose genau?

Bei der Einschränkung der Aufnahme von Kohlenhydraten wird unser Körper dazu gezwungen Energie aus einer anderen Quelle zu beziehen. Diese Energiequelle findet sich beim Anzapfen der körpereigenen Fettreserven wieder. Durch die Umwandlung von Fettsäuren in der Leber entstehen die Molekülverbindungen namens ***Ketonkörper.***

Um genau zu sein, gibt es 3 verschiedene Formen von Ketonkörper. Diese sind:

- Beta-Hydroxybutyrat
- Acetoacetat
- Aceton

Der Ketonkörper Aceton ist für die Energiegewinnung irrelevant und wird durch unsere Atemluft abgeatmet.

Da die Molekülverbindungen wasserlöslich sind eignen Sie sich hervorragend als Energieträger.

Sie gelangen durch das Blut schnell zum Gehirn und zur Muskulatur und stellen dort Energie sofort bereit.

Bei dieser Ketonkörperkonzentration im Blut spricht man von Ketose:

- < 0,2 mmol/l keine Ketose (= Normalwert)
- 0,2-0,5 mmol/l leichte Ketose
- 0,5-3,0 mmol/l Ketose (erreichbar durch ketogene Ernährung)
- 3,0-6,0 mmol/l Ketose

Um die Konzentration genauer zu ermitteln, gibt es 3 verschiedene Möglichkeiten:

1. **Messung im Urin durch Ketosticks**

Durch die Verwendung von Ketosticks lässt sich ein Richtwert für die Konzentration der Ketonkörper ganz simpel und kostengünstig ermitteln. Gemessen wird früh am Morgen bei dem ersten Gang zur Toilette. Diese Methode eignet sich besonders gut für Einsteiger in die Ketose oder Diabetiker.

Ich persönlich empfehle Ihnen jedoch nicht die langfristige Verwendung dieser Methode aufgrund der Ungenauigkeit der Messergebnisse. Die Ketosticks geben nämlich nur eine Auskunft über die gesamte Menge der Ketonkörper und nicht über die Verwendung dieser.

2. **Messung im Atem durch die Messung von Aceton**

Eine genauere Methode zur Ermittlung des Ketonkörperspiegels ist die Verwendung von Atemmessgeräten, wie dem Ketonix.

Die Nutzung eines solchen Geräts ist wesentlich praktischer, als die Messung im Urin oder im Blut, da die Messresultate ohne großen Aufwand ermittelt werden können.

Zur Verwendung muss der Nutzer lediglich etwa 30 Sekunden in das Messgerät pusten, um sofort seine Werte zu ermitteln.

Durch die Messung lässt sich auch ermitteln, wie effektiv die Ketonkörper verwendet werden und wie es um Ihre Ketoadoption steht.

3. Messung im Blut

Die genaueste Möglichkeit zur Ermittlung des Gehalts an Ketonkörper ist die Blutmessung. Auch wenn die Beschaffung eines Blutmessgeräts kostenintensiver ist, als die beiden anderen Varianten kann sich der Kauf gerade auf lange Sicht lohnen. Nehmen Sie Ihre Ernährung sehr ernst, dann wird sich die Investition für Sie auszahlen.

Um die Ketonkörperkonzentration zu erhöhen, gibt es verschiedene Möglichkeiten, welche ich Ihnen in den folgenden Kapiteln im Detail vorstellen werde.

Durch unsere herkömmliche, kohlenhydratreiche Ernährung kann unser Körper Ketonkörper nicht direkt optimal zur Energiegewinnung verwenden und es bedarf Zeit bis wir unseren Körper auf den neuen Energiestoffwechsel eingestellt haben.

Die Anpassung des Körpers auf die Ketose nennt sich ***Ketoadoption.***

Als Säugling waren wir es noch gewohnt zwischen der Energiebereitstellung durch Kohlenhydrate und Fett zu wechseln. Doch aufgrund der populären Ernährungsgewohnheiten der heutigen Gesellschaft haben wir es verlernt Fett effektiv zur Energiegewinnung zu verwenden.

Sie können sich den Umstieg auf die Ketose vorstellen, wie die Aktivierung von bisher ungenutzter Muskulatur. Bei dem Training dieser Muskulatur wird es anfänglich auch zu Muskelkater kommen. Dieser Muskelkater wird in Bezug auf die Ketose auch ***Ketofieber*** genannt. Was das genau ist und wie Sie am besten damit umgehen können, erkläre ich Ihnen im späteren Verlauf des Buchs.

Nachdem Sie erfahren haben was die Ketose ist und wie diese aktiviert wird, widmen wir uns in den folgenden Kapiteln dem unfassbaren Potenzial des Energiestoffwechsels für den Fettverlust und für Ihre Gesundheit.

Vorteile der ketogenen Ernährung

Mein Leben hat sich entscheidend verändert durch die zahlreichen positiven Auswirkungen der ketogenen Ernährung auf mein Leben. In diesem Kapitel stelle ich Ihnen ganz genau vor, was Sie bei der erfolgreichen Umsetzung der Ketose erwarten können.

Sie werden sehr bald schon mentale und körperliche Veränderungen wahrnehmen können, die Sie verblüffen werden.

„Wer etwas Großes will, der muß sich zu beschränken wissen; wer dagegen alles will, der will in der Tat nichts.“

Georg Friedrich Hegel
(Deutscher Philosoph)

Effektiver Fettverlust durch die Ketose

Die ketogene Ernährung eignet sich ideal für den Verlust von Fett.

Das Hormon Insulin ist dafür zuständig unseren Körper zu signalisieren Zucker, als Energiequelle in unseren Zellen zu transportieren. Gleichzeitig hemmt es die Freisetzung von Fettsäuren aus unserem körpereigenen Fettdepot.

Ein erhöhter Blutzuckerspiegel über längere Zeit kann lebensgefährlich sein und irreversible Schäden an unseren Zellen hinterlassen. Deshalb ist unser Körper bemüht überschüssiges Zucker in Glykogen oder in Fettsäuren umzuwandeln. Da die Kapazitäten unseres Glykogenspeichers stark begrenzt landet der Großteil vom überflüssigen Zucker schnell in unseren Fettreserven.

Ist unser Insulinhaushalt außer Kontrolle lagern wir nicht nur vermehrt Fett ein, sondern haben auch ein größeres Hungergefühl. Beim Absinken unseres Blutzuckerspiegels wird unser Körper Signale an das Gehirn weiterleiten für die Aufnahme von Zucker. Wir nehmen diese Signale wahr, als Heißhungerattacken.

Durch die Einschränkung der Kohlenhydratzufuhr und die Aktivierung der Ketose haben wir einen stabileren Blutzuckerspiegel und kontrollieren damit unser Insulin. Nach der erfolgreichen Umstellung auf den ketogenen Lebensstil werden Sie nicht mehr mit Heißhungerattacken zu kämpfen haben und können viel klarere, gesündere Entscheidungen treffen im Bezug auf ihre Ernährung.

Durch die Stabilisation des Blutzuckerspiegels unterdrücken Sie nicht nur Heißhungerattacken, sondern fühlen sich auch gesättigter.

Vergleicht man die ketogene Ernährung mit anderen Diäten, wird schnell klar, dass man mit ihr genussvoll abnehmen kann. Dazu bedarf es nur ein wenig Übung in der Küche und Sie müssen wissen welche Lebensmittel erlaubt sind und welche es zu vermeiden gilt. Am Ende dieses Buchs finden Sie daher eine ausführliche keto konforme Einkaufliste.

Mehr Energie durch den Keto Lebensstil

Nachdem sich der Körper umgestellt hat auf die Energiegewinnung durch Fett werden Sie bald feststellen, dass Sie mehr Energie zur Verfügung haben als zuvor.

Dieses Phänomen lässt sich ganz einfach erklären. Bei der Energiegewinnung aus Kohlenhydraten bedarf es **26 biochemische Schritte** bis dem Körper die gewünschte Energie bereitsteht. Bei der Energiegewinnung der Ketose bedarf es jedoch nur **3-5 Schritte**, um Energie zu gewinnen. Dadurch ist die Ketose dem Glukose Stoffwechsel deutlich überlegen.

Da Sie durch die Aktivierung der Ketose nicht auf die ständige Zufuhr von Nahrung darauf angewiesen sind, um den Blutzuckerspiegel zu kontrollieren, werden Sie außerdem mehr Energie im Alltag verspüren können. Diese zusätzliche Energie wird sich schnell bemerkbar machen!

Optimierung der Konzentrationsfähigkeit

Nicht nur Ihren Körper steht mehr Energie im ketogenen Zustand zur Verfügung, sondern auch Ihre mentalen Leistungsfähigkeiten erhöhen sich. Ketonkörper können optimal vom Gehirn verwertet werden. Viele Menschen berichten von einer gesteigerten Konzentrationsfähigkeit, mehr Motivation und manch einer sogar von einem Gefühl von Euphorie.

Aus diesem Grund eignet sich die ketogene Ernährung ideal für Studenten oder Menschen, die Ihre mentalen Fähigkeiten schlichtweg verbessern wollen.

Gesundheitliches Potenzial des Keto Lebensstils

Die ketogene Ernährung wird seit vielen Jahren bereits erfolgreich angewandt bei der Behandlung von Kindern, die unter Epilepsie leiden. Zahlreiche Erfahrungsberichte bestätigen, dass die ketogene Ernährungsform nicht nur effektiv ist bei der Behandlung dieser

Krankheit. In diesem Kapitel möchte ich Ihnen eine Übersicht geben zu verschiedenen Krankheiten und der möglichen, positiven Auswirkung der Ketose.

Ich bin kein Arzt und Sie sollten sich natürlich medizinische Hilfe bei der Behandlung dieser Krankheiten suchen.

Es ergibt trotzdem Sinn auch über alternative Behandlungsmöglichkeiten nachzudenken und der Ketose eine Chance zu geben zur Behandlung und Heilung Ihres Körpers.

Die ketogene Ernährung bei Epilepsie

Die kohlenhydratreduzierte Ernährung wird bereits seit Jahrtausenden von Jahren bei Epilepsie erfolgreich angewandt, wobei die Gründe noch bis heute nicht ganz klar sind. Es könnte daran liegen, dass Ketonkörper im Gehirn andere molekulare Mechanismen aktivieren, welche antiepileptisch wirken. Die Ketose reduziert außerdem die Menge von freien Radikalen im Körper, welche Zellschäden verursachen und damit unsere Mitochondrien beschädigen.

Durch die Stärkung der Mitochondrien, auch Zellkraftwerke genannt, könnte das Risiko für epileptische Anfälle ebenfalls sinken. Eine weitere Theorie besagt, dass durch die Ketose die überschüssige Bildung des Neurotransmitters Glutamat verhindert wird. Ein Überschuss des Neurotransmitters könnte ungünstige Reaktionen in unseren Zellen verursachen, wie epileptische Anfälle.

Auch wenn die Ursachen unklar sind, kann man den hervorragenden Effekt der ketogenen Diät auf Epilepsieerkrankte nicht abstreiten. Besonders bei Kindern wird die Ketose als Behandlungsmöglichkeit mit einer großen Erfolgswahrscheinlichkeit eingesetzt.

Die ketogene Ernährung bei Diabetes

Durch den weitgehenden Verzicht der Aufnahme von Kohlenhydraten werden unerwünschte Blutzuckerschwankungen vermieden, mit denen Diabetiker so hart zu kämpfen haben. Diabetiker wirken den Schwankungen entgegen, indem Sie sich Insulin spritzen müssen zur Blutzuckerstabilisation.

Kann durch die Ketose der Blutzuckerspiegel ausgeglichen werden, könnten sich Diabetiker das Spritzen von Insulin sparen und dadurch einiges an Lebensqualität hinzugewinnen.

Eine der Hauptursachen für Diabetes Melitus Typ-2 ist Übergewicht. In den vorherigen Kapiteln habe ich Ihnen ausführlich dargestellt, wieso der ketogene Ernährungsstil sich so gut eignet für effektiven Gewichtsverlust. Leben Sie ketogen als Diabetes Erkrankter können Sie von den positiven Wirkungen der Ernährung aus mehreren Gründen profitieren!

Die ketogene Ernährung bei Krebs

Der Nobelpreisträger Otto Heinrich Warburg stellte bereits 1930 die Hypothese auf, dass gefährliche Tumorzellen Zucker für die Energiegewinnung verwenden. Das würde bedeuten, dass durch einen beschränkten Zuckerkonsum, der Krebswachstum eingedämmt werden kann. Wie könnte das genau funktionieren?

Eine normale, gesunde menschliche Zelle bezieht ihre Energie aus den Mitochondrien. Im Gegensatz zu gesunden Zellen gewinnen jedoch mutierte Krebszellen ihre Energie zum Wachstum durch die Vergärung von Zucker zu Laktat (Milchsäure).

Auch wenn der Energiegewinn durch Milchsäuregärung geringer ist als die Energieausbeute durch Mitochondrien, profitieren Krebszellen aus dieser Energieausbeute. Durch die Bildung des Laktates töten die Tumorzellen umliegende, gesunde Zellen ab und schaffen sich damit mehr Platz für ihr Wachstum.

Außerdem blockiert Milchsäure die Wirkung von dem Immunsystem und legt sich wie ein

Schutzmantel um die Krebszelle. Das macht die Krebszelle so gefährlich!

Ein Nachteil für die Krebszelle ist es aber das sie angewiesen sind auf die Zufuhr von Zucker, um die Milchsäuregärung durchzuführen. Falls die mutierte Zelle keinen Zucker erhält, kann auch keine Gärung durchgeführt werden und zumindest in der Theorie kann dadurch das Wachstum von Krebszellen verhindert werden.

Ein weiteres Problem von krebserkrankten Menschen ist der radikale Gewichtsverlust durch Appetitlosigkeit. Dieser fehlende Hunger kann soweit führen, dass Krebskranke an der sogenannten Tumorkachexie sterben durch Mangelernährung.

Die ketogene Ernährung könnte auch hier Vorteile bringen durch die Zugabe von fetthaltigen Lebensmitteln zum Ernährungsplan, wie Sahne oder Fett. Dadurch müsste man nicht viel essen und trotzdem könnte ein großes Energiedefizit verhindert werden durch diese hochkalorischen Nahrungsmittel.

Der Effekt der Ketose auf unsere sportlichen Leistungsfähigkeiten

Wie sehen die Auswirkungen der ketogenen Ernährung auf unseren sportlichen Fähigkeiten aus?

Es kommt ganz darauf an, welche Sportart Sie ausüben. Durch die Ketose gewinnen wir Energie aus unseren körpereigenen Fettreserven und haben dadurch die Möglichkeit länger auf Energie zurückzugreifen, als es bei der Energiegewinnung durch den Glykogenspeicher der Fall ist. Vor allem Ausdauersportler profitieren ganz deutlich davon. Doch was ist mit dem Rest der Sportler?

Auch für sie eignet sich die Ernährungsform, wenn man weiß wie sie am besten umzusetzen ist.

Bevor ich Ihnen vorstelle, wie Sie als Kraftsportler beispielsweise die Ketose optimal nutzen können, müssen wir unterscheiden zwischen Sportarten bei denen Sie aerob und anaerob belastet werden.

Bei aeroben sportlichen Belastungen, werden zur Energiegewinnung nur geringe Mengen an Sauerstoff verbraucht. Sportarten mit einem niedrigen bis mittleren Belastungsbereich, wie Schwimmen, Fahrradfahren oder Joggen gehören in den aeroben Bereich.

Bei sehr hohen Belastungsintensitäten spricht man von anaeroben Aktivitäten. Bei diesen Aktivitäten ist nicht genug Sauerstoff vorhanden, um die notwendige Energie für diese Belastungen bereitzustellen und der Körper ist dadurch gezwungen auf andere Energiequellen umzusteigen. Daher greift er auf die Energiereserven in den Muskeln zurück: dem Glykogenspeicher.

Folgen Sie dem ketogenen Ernährungsplan ist ihr Glykogenspeicher durch den Verzicht auf Kohlenhydrate natürlich geleert. Aus diesem Grund kann Ihr Körper bei aeroben Belastungen nicht das vollkommene Potenzial entfalten. Lassen Sie sich davon nicht abschrecken, denn für diesen Fall können Sie auf die zyklische oder gezielte ketogene Ernährung umsteigen.

Zyklische ketogene Ernährung

Um in den Genuss der Vorteile der Ketose zu kommen, ohne Ihrer sportlichen Leistungsfähigkeit einzubüßen, sollten Sie zu einen zyklischen Ernährungsplan wechseln. Diese spezielle Ernährungsform ist optimal geeignet für Leistungssportler!

Es gibt 2 Möglichkeiten Ihre ketogene Ernährung in Zyklen aufzubauen. Die 1. Möglichkeit bedeutet für Sie einen Verzicht auf Kohlenhydrate für 5-6 Tage in der Woche. Am 7. Tag laden Sie Ihren Glykogenspeicher wieder auf durch den Konsum von gesunden Kohlenhydratquellen. Dafür eignet sich beispielsweise Reis oder Vollkornbrot ideal.

Eine andere Variante wäre es, nach dem Training Kohlenhydrate zu verzehren, um die Glykogenspeicher erneut aufzufüllen. Bei Ihrem nächsten Training kann der Körper auf diese Energiereserve zugreifen.

Das Problem dieser beiden Varianten der ketogenen Ernährung liegt bei der erschwerten Umstellung. Ihr Körper kann sich nicht optimal auf die ausschließliche Energiegewinnung durch Fett konzentrieren und wird dadurch möglicherweise verwirrt. Ich persönlich würde Ihnen daher dazu raten für mindestens 8

Wochen die strikte, ketogene Ernährung durchzuführen bis Sie sich auf die Energiegewinnung durch Fettquellen eingestellt haben.

Nachdem Sie diese ersten 8 Wochen diszipliniert überstanden haben können Sie austesten, wie sich die zyklische, ketogene Diät auf Ihre sportliche Leistungsfähigkeit auswirkt.

Wie die Ketose aktiviert wird – Die Umstellung auf Keto meistern

Wie können Sie am besten die Ketose aktivieren? Mit dem folgenden 7 Schritte Plan gelingt Ihnen die Umstellung ganz sicher mit Erfolg!

Halten Sie sich an die vorgestellten Richtlinien können Sie damit rechnen bereits in spätestens 10 Tagen bereits von den ersten Vorteilen der Ketose zu profitieren. Es ist natürlich auch möglich erste körperliche und mentale Veränderungen innerhalb von 2 Tagen zu verspüren.

1. Die Verpflichtung zum Umstieg

Der erste Schritt zum erfolgreichen Umstieg ist die richtige Verpflichtung zu Ihrem neuen, kohlenhydratreduzierten Lebensstil. Machen Sie sich ganz klar, weshalb Sie auf die ketogene Ernährung umsteigen und halten Sie die Gründe dafür am besten schriftlich fest.

Suchen Sie sich Unterstützung in Ihrem Umfeld oder verbinden Sie sich durch das Internet mit anderen Leuten, die die Ketose umsetzen wollen. Dazu können Sie eine der zahlreichen Facebook Gruppen verwenden, die Ketarier deutschlandweit miteinander verbindet.

Teilen Sie anderen motivierten Leuten Ihre Ziele mit und helfen Sie diesen auch dabei am Ball zu bleiben. Gemeinsam fällt es viel leichter Ihre Ziele umzusetzen und falls Sie einen schlechten Tag haben, können Sie Andere vor möglichen zuckersüßen Versuchungen abhalten.

Manchen Leuten hilft es auch sich finanziell zu der Umsetzung eines Zieles zu verpflichten. Dazu brauchen Sie nur eine Person in Ihrem näheren Umfeld um Ihre Hilfe bitten. Geben Sie dieser Person 50€ (oder mehr) und sagen Sie ihr, dass Sie das Geld nur zurückbekommen können, wenn Sie die ketogene Ernährung für mindestens 2 Wochen umgesetzt haben. Solch ein finanzieller Druck kann sehr motivierend sein!

Damit Sie täglich Ihre Ziele vor Augen behalten und Ihre Gründe zur Umsetzung nicht vergessen, können Sie sich täglich Ihre Verpflichtung inklusive der Beweggründe laut vorlesen. Mir persönlich helfen solche Statements enorm zur Umsetzung meiner Ziele. Ich lese sie 2 Mal am Tag mir laut vor oder schreibe Sie mir auf – einmal nachdem aufstehen und einmal bevor ich ins Bett gehe. Geben Sie dem ganzen doch einen Versuch!

Solch ein Statement könnte wie folgt aussehen:

Ich, Ihr vollständiger Name, verpflichte mich dazu alles zu geben zum erfolgreichen Umstieg auf die ketogene Ernährung. Ich habe die Willenskraft und Disziplin um all meine Ziele umzusetzen. Ich bin mir bewusst darüber, dass ich, nachdem Umstieg auf den ketogenen Lebensstil ein Leben mit höherer Qualität und Freude erleben kann.

Nichts kann mich davon abhalten meine Gesundheit/meinen Gewichtsverlust unter Kontrolle zu bekommen. Ich bin mir bewusst darüber, dass ich in den ersten Tagen möglicherweise mentale und körperliche Herausforderungen meistern muss. Ich weiß aber ganz genau, dass sich der Umstieg für mich lohnen wird.

2. Die Steigerung des Fettkonsums

In der heutigen Gesellschaft wurde der Verzehr von Fett verteufelt aus den falschen Gründen. Durch den hohen Energiegehalt von Fett nimmt man an, dass Fett fett macht.

Nichts könnte weiter von der Wahrheit entfernt sein! Wenn Sie die richtigen Fettquellen verwenden dann können Sie dadurch nicht nur ein längeres Sättigungsgefühl erleben, als beim Konsum von Kohlenhydraten. Fett ist ein hervorragender Geschmacksträger und kann Ihre Speisen aus diesem Grund geschmacklich deutlich aufwerten.

Machen Sie nicht dem Fehler zu wenig Fett am Anfang Ihres Umstiegs zu sich zu nehmen. Sie werden bereits weniger Kohlenhydrate und Protein zu sich nehmen. Falls Sie jetzt noch Ihren Fettkonsum verringern, wird Ihr Umstieg Ihnen nicht erfolgreich gelingen. Sie werden anfangs schockiert sein, wie viel Fett Sie zu sich nehmen können, ohne zuzunehmen.

Etwa 70% von Ihrem Energiekonsum wird bei der ketogenen Ernährung aus Fett gewonnen. Bei einem Mann mit einem täglichen Energiebedarf von 3000 kcal sind das 226 g

Fett. Das entspricht dem Verzehr von mehr etwa 1,5 Packungen Butter (mit einem Gewicht von 250g) am Tag. Am Ende dieses Buchs finden Sie die besten Fettquellen aufgelistet für Ihren neuen Ernährungsplan.

3. Die Reduktion der Kohlenhydrate

Bei der ketogenen Diät sollten Sie nicht mehr als 30 Gramm an Kohlenhydraten am Tag verzehren.

Viele Leute unterschätzen die Menge an Kohlenhydraten, die sich in den meisten Lebensmitteln befindet.

Bereits der Verzehr von 1 mittelgroßen Banane wird Ihren ketogenen Stoffwechsel unterbrechen durch einen Gehalt von über 30 Gramm Fruchtzucker.

Sie müssen daher schnell lernen, welche Lebensmittel erlaubt sind und verboten zur Umsetzung Ihres Ziels. Die ketogene Einkaufsliste am Ende dieses Buchs wird Ihnen dabei helfen.

4. Die Reduktion der Proteinzufuhr

Als Faustregel gilt: Verzehren Sie weniger als die doppelte Menge Protein in Gramm Ihres Körpergewichts.

Protein besteht aus Aminosäuren, welche wiederum in Glucose umgewandelt werden bei einem Überschuss von Eiweiß.

Es ist den meisten Menschen auch in der Low Carb Szene leider unbekannt, dass sie die Ketose zunichtemachen können durch einen Überfluss an Protein. Der Verzehr von 1 großen Proteinshakes mit einem Gehalt von über 50 g Protein wird den ketogenen Stoffwechsel unterbrechen und den Glukose Stoffwechsel aktivieren. Vermeiden Sie daher sehr proteinreiche Mahlzeiten und verteilen Sie den totalen Proteinkonsum über alle Ihre Mahlzeiten.

5. Keine Zwischenmahlzeiten essen

Eine beliebte Gewohnheit der meisten Menschen ist der Griff zu kleinen Snacks und Desserts zwischen den Hauptmahlzeiten. Diese Snacks sind leider oftmals süße Speisen, welche den ketogenen Stoffwechsel unterbrechen.

Am Anfang der Umstellung kann die Versuchung groß sein einen zuckerreichen Snack, wie zum Beispiel Eiscreme zu verzehren. Unser Gehirn ist darauf programmiert bei einem schwankenden Blutzuckerspiegel Signale für den Konsum von Zucker auszusenden. Sie werden jedoch mit der Zeit ein immer geringeres Verlangen nach Süßspeisen haben bis Sie überhaupt keinen Appetit mehr dafür verspüren.

Falls Sie unter großen Hunger leiden und die nächste Hauptmahlzeit noch lang entfernt ist sollten, Sie zu Nüssen greifen. Diese sind einfach zu transportieren, keto geeignet und sättigen schnell.

6. Intermittierendes Fasten durchführen

Wollen Sie den ketogenen Stoffwechsel schnell aktivieren müssen Sie Ihren Glykogenspeicher zunächst leeren. Durch Fasten können Sie das sehr schnell erreichen.

Bei einer fehlenden Nahrungszufuhr greift der Körper zunächst auf schnell verfügbare Energiereserven zurück, die er in dem Glykogenspeicher findet. Ist dieser jedoch erstmal geleert, kurbelt der Körper die Ketose an.

Deshalb können Sie mit dem sogenannten intermittierenden Fasten, auch Intervallfasten genannt, grandiose Ergebnisse bei der Aktivierung der Ketose.

Diese spezielle Form des Fastens unterscheidet sich zu dem herkömmlichen Fasten ganz wesentlich, da es unterbrochen wird nach einer bestimmten Zeitperiode.

Aus diesem Grund ist es für Anfänger wesentlich praktischer anzuwenden und um einiges alltagstauglicher als das traditionelle Heilfasten.

Ein Intervallfasten Protokoll könnte so aussehen:

8:00 Aufstehen

8:30 schwarzen Kaffee/Tee verzehren, um den Appetit zu unterdrücken

8:30-12:00 Arbeit/Training/Studium

12:00 1. Große Mahlzeit des Tages

16:00 kleiner Keto Snack für Zwischendurch – 1 Hand voll Walnüsse beispielsweise

20:00 2. Große Mahlzeit des Tages

24:00 Einschlafen

Bei diesem Fastenprotokoll würden Sie für ganze 16 Stunden am Tag auf Nahrung verzichten und hätten ein 8 stündiges Zeitfenster zur Nahrungsaufnahme. In der Fastenperiode leeren Sie Ihren Glykogenspeicher und können dadurch die Ketose vorantreiben. Außerdem können Sie mit intermittierendes Fasten von vielen weiteren gesundheitlichen Vorteilen profitieren. Tieferer Schlaf, gesteigerte Konzentration und sogar erhöhter Muskelaufbau sind mögliche positive Folgen von der Umsetzung des Intervallfastens.

7.MCT Öl konsumieren

Mein persönlicher Geheimtrick zur Aktivierung der Ketose ist der Verzehr von MCT Öl.

MCT steht für Medium Triglyceride Chains – oder deutsch auch Mittelkettige Triglyceride genannt. Diese Art von Fettsäure wird ganz besonders in unseren Stoffwechsel verwertet. MCT stellt für den Körper eine schnelle Energiequelle dar durch die schnelle Umwandlung in Ketonkörper. Im Gegensatz zu herkömmlichen Fettquellen wird MCT viel schneller verwertet durch die besondere Molekülstruktur.

Es gibt 4 verschiedene Arten von MCT Öl, welche sich durch die biochemische Kettenlänge differenzieren.

Diese sind:

- C6 - Capronsäure
- C8 – Caprylsäure
- C10 - Caprinsäure
- C12 – Laurinsäure

Reines MCT Öl findet sich nicht in der Natur wieder und muss industriell hergestellt werden.

Es wird extrahiert vor allem aus Kokosfett. Anteile lassen sich jedoch auch in Palmkernöl, Butter und sogar in geringer Menge in Milchfett finden.

Die beste und am schnellsten verwertbare MCT Form ist Caprylsäure, da es geschmacksneutral ist und körperlich sehr gut vertragen wird.

Sie können MCT Öl in Geschäften für Nahrungsergänzungsmittel kaufen oder sich im Internet bestellen. Ich persönlich empfehle Ihnen dazu reine Caprylsäure zu kaufen. Sie finden diese auch unter dem Namen Octansäure oder C-8 MCT Öl. Die meisten Hersteller mischen C-8 mit C-10 und C-12, welche nicht so optimal verstoffwechselt werden. Auch wenn der Kauf von reiner Caprylsäure ein weniger teurer ist, kann ich Ihnen es empfehlen diese Investition zu tätigen.

MCT Öl können Sie zum Kaffee, Tee oder Salat hinzugeben. Da es geschmacksneutral ist ,können Sie es in vielen verschiedenen Bereichen in der Küche verwenden.

Starten Sie mit 1 Esslöffel MCT Öl am Tag, da manche Leute von Verdauungsbeschwerden klagen beim Konsum von MCT. Das liegt jedoch zum größten Teil daran, dass sie kein reines C-8 MCT Öl verzehren.

Investieren Sie in sich und ihre Gesundheit und sie werden es nicht bereuen. Es wird Ihnen die Umstellung auf die Ketose um einiges leichter machen!

8. Ausdauertraining zur Leerung der Glykogenspeicher

Am 1. Tag Ihrer Ernährungsumstellung empfehle ich es auf gefasteten Magen eine leichte Ausdauereinheit durchzuführen. Gehen Sie spazieren für 2 Stunden und nehmen Sie sich einen Kaffee mit MCT Öl verfeinert mit auf Ihre Reise. Durch leichte Belastungen wie Spazieren gehen können Sie den Glykogenspeicher schneller leeren, um damit die Ketose anzukurbeln.

Das Ketofieber – Was ist es und wie kann man es vermeiden?

Beim Umstieg auf den ketogenen Stoffwechsel klagen einige Menschen über ein fallendes Energielevel, Müdigkeit und Schlappheit. Dieses Phänomen wird Ketofieber oder auch Ketogrippe genannt. Einer der Gründe dafür ist das sich erst Enzyme bilden müssen, welche Fett als Energiequelle optimal bereitstellen.

Wenn Sie Ihren Körper jahrelang auf die Energiegewinnung durch Zucker trainiert haben können Sie sich vorstellen, dass der Körper rebellieren wird. Die Umstellung auf die Ketose ist für den Körper ein stressiger Vorgang und kann zum Austritt scheinbarer Krankheitssymptome führen.

Machen Sie sich jedoch keine Sorgen. Dieser Vorgang ist vorübergehend und ist nach wenigen Tagen überstanden. Außerdem reagiert jeder Körper anders auf die Ketose und nicht jeder Mensch leidet bei der Umstellung unter der Ketogrippe.

Falls Sie jedoch zu den Menschen gehören, die Ketofieber bekommen in der Umstiegszeit, sollten Sie vorbereitet sein.

Folgende Symptome treten häufig auf bei einer Ketogrippe:

- Müdigkeit
- Kopfschmerzen
- Husten
- Schnupfen
- Reizbarkeit
- Übelkeit

Ein weiterer Grund für das Auftreten dieser Symptome ist der Entzug des Körpers vom Zucker.

Menschen, die einem Drogenentzug durchmachen leiden unter ähnlichen Erscheinungen. Zuckersucht ist heutzutage schon lange nicht mehr ein unübliches Problem!

Studien haben bewiesen, dass der Verzehr von Zucker ähnliche Effekte auf unser Gehirn haben, wie beim Konsum von Kokain oder Heroin. Es werden viele Glückshormone ausgeschüttet, nachdem Zucker verzehrt wird.

Doch genauso wie bei anderen Drogen hält diese Wirkung nicht lang an und die Ausschüttung von Glückshormonen fällt schnell und rapide wieder ab.

Der letzte Grund für die Ketogrippe ist der Mangel an essenziellen Mineralien und Elektrolyten.

Dieser Mangel tritt auf durch die schnelle Leerung des Glykogenspeichers. Sie müssen wissen das 1 Gramm Glykogen 4 Gramm Wasser bindet. Dieses Wasser beinhaltet unter anderen lebenswichtige Mineralien und Elektrolyte, die bei der Leerung des Speichers verloren gehen.

Aus diesem Grund ist es sehr wichtig für Sie vor allem auf einen ausreichenden Konsum von folgenden Mineralien zu achten:

- Kalium
- Natrium
- Magnesium
- Calcium
- Zink

Sie können diese lebenswichtigen Mineralien vor allem in hochwertigen Salz finden, wie Himalaya Salz oder Meeressalz. Außerdem helfen Basencytrate zusätzlich, um den Körper mit ausreichend Elektrolyten zu versorgen.

Auch kann ich Ihnen den Verzehr von salziger Hühner- oder Rindfleischbrühe empfehlen für einen ausgeglichenen Elektrolythaushalt.

Ihre ketogene Einkaufsliste

Damit Sie eine ausführliche Übersicht haben zu keto-geeigneten Lebensmitteln habe ich Ihnen Einkaufsliste erstellt, an die sie sich halten können.

Kaufen Sie erfolgreich ein, dann kommen Sie gar nicht erst in die Versuchung unerlaubte Lebensmittel zu essen.

Um die besten Erfolge mit der Liste zu erzielen, sollten Sie sich an folgende 3 simple Regeln halten:

1. Seien Sie vorbereitet

Bevor Sie Ihren Einkauf beginnen sollten Sie genau festlegen, welche Lebensmittel Sie sich besorgen werden. Erstellen Sie sich einen Speiseplan für die nächsten Tage, damit Sie die richtigen Zutaten für das bevorstehende Kochen bereits gesammelt haben. Je besser Ihre Vorbereitung, desto bessere Bedingungen haben Sie für einen erfolgreichen Umstieg auf die kohlenhydratbeschränkte Ernährung.

Gerade am Anfang ist es extrem hilfreich eine vorbereitete Einkaufsliste sich anzufertigen, damit Sie nicht vor den Geschäftsregalen stehen und rätseln, ob dieses Lebensmittel keto konform ist. Ersparen Sie sich diese Tortur mit der richtigen Vorbereitung!

2. Gehen Sie niemals hungrig einkaufen

Damit Sie keine Fehlentscheidungen begehen geleitet von Heißhunger oder verführerischen Gelüsten sollten Sie immer ausreichend gesättigt einkaufen. Damit vermeiden Sie Fehleinkäufe, die Sie später vermutlich bereuen würden.

3. Vorkochen

Nachdem Sie erfolgreich Ihre Einkaufsliste abgearbeitet haben folgt die Zubereitung der ketogenen Speisen. Sie können sich Zeit und Stress sparen, indem Sie in einem Kochdurchlauf genügend Mahlzeiten für die kommenden 2 Tage zubereiten. Lagern Sie Essen am besten vakuumverpackt im

Kühlschrank oder in der Tiefkühltruhe, um die Haltbarkeit zu gewähren.

Gemüse

- Auberginen
- Brokkoli
- Blumenkohl
- Spinat
- Chinakohl
- Chicoree
- Spargel
- Peperoni
- Kopfsalat
- Tomate
- Zwiebel
- Pilze
- Rosenkohl
- Sellerie
- Grüne Bohnen

Obst

- Avocado
- Zitrone

In Maßen außerdem:

- Rhabarber
- Wassermelone
- Erdbeeren

- Brombeeren
- Himbeeren
- Johannisbeeren

Milchprodukte und Eier

- Alle Eiersorten
- Butter
- Quark Vollfett
- Fettige Käsesorten
- Vollmilch
- Buttermilch
- Sahne
- Hüttenkäse

Nüsse und Samen

- Paranüsse
- Haselnüsse
- Erdnüsse
- Macadamia Nüsse
- Mandeln
- Chiasamen
- Flachssamen
- Kürbiskerne
- Walnüsse
- Pistazien

Fette und Öle

- Butter
- Ghee
- Kokosöl
- Olivenöl
- Distelöl
- Rapsöl
- Kokosnussmilch

Praktisch alle natürlichen Fette und Öle sind geeignet für die ketogene Ernährung.

Auf Sonnenblumenöl sollte jedoch aufgrund des ungünstigen Omega-6 Gehalts weitgehend verzichtet werden.

Fleisch

- Schweinefleisch
- Rindfleisch
- Lamm
- Wild
- Geflügel
- Wurstwaren
- Kalbsfleisch

Fischsorten und Meeresfrüchte

- Lachs
- Aal
- Forelle
- Heilbutt
- Hecht
- Hering
- Muscheln
- Shrimps

Getränke

- Kaffee
- Tee
- Wasser
- In Maßen geeignet:
- Kokosnusswasser, ungesüßt

Schlusswort

Sie sind am Ende dieses Buchs angekommen und haben nun alles notwendige Wissen erlangt, welches Sie zur erfolgreichen Umsetzung der ketogenen Ernährung benötigen. Was Sie mit diesem Wissen anstellen ist schlussendlich Ihnen überlassen.

Nachdem Sie sich so intensiv mit der kohlenhydratreduzierten Ernährung beschäftigt haben kennen Sie jetzt die Vorzüge dieser speziellen Ernährungsform.

Für mich persönlich war der Umstieg auf den ketogenen Lebensstil lebensverändernd und hat mir so viel gegeben. Und dasselbe wünsche ich Ihnen.

Wie ich bereits am Anfang dieses Buchs erwähnt habe, ist die ketogene Ernährung nicht nur eine Diät, sondern ein Lebensstil. Behandeln Sie die Umstellung auch so und sie werden grandiose Resultate erzielen können.

Seitdem ich mich ketogen ernähre, habe ich nicht nur Fett verloren und mein persönliches Traumgewicht erreicht, sondern auch neue Lebensqualität dazugewonnen.

Es ist schwer zu beschreiben, wie es sich anfühlt ketogen zu leben. Wenn Sie bisher ausschließlich einen Trabi gefahren haben, dann werden Sie nicht verstehen wie es sich anfühlt einen Ferrari zu fahren. Sie müssen es deshalb Selbst erlebt haben.

Die Umstellung kann sich schwierig gestalten und Sie werden vermutlich mental und physisch herausgefordert werden.

Doch Sie sind nicht alleine und können sich Unterstützung von anderen Menschen suchen. Finden Sie Mitstreiter und Leute, die sich bereits erfolgreich ketogen ernähren.

Mit den richtigen Leuten an ihrer Seite wird der Umstieg sich nicht nur einfacher gestalten, sondern kann auch wesentlich mehr Spaß machen.

Die notwendige Disziplin haben Sie bereits in sich. Das haben Sie bereits damit bewiesen, dass Sie dieses Buch bis zum Ende durchgelesen haben.

Viele Menschen geben voreilig auf und geben sich Selbst nicht einmal die Chance wahren Erfolg zu erzielen.

Ihre persönliche Erfolgsformel sieht so aus:

Disziplinierte Umsetzung + Geduld + Unterstützung von Mitstreitern = Erfolg

Lassen Sie sich daher nicht von Rückschlägen auf Ihren Weg zurückschrecken und behalten Sie Ihr Ziel vor den Augen. Glauben Sie an sich und geben Sie nicht auf.

„Der Langsamste, der sein Ziel nicht aus den Augen verliert, geht immer noch schneller als der, der ohne Ziel herumirrt."

Gotthold Ephraim Lessing
(Deutscher Schriftsteller)

Ich möchte mich bei Ihnen bedanken für den Kauf dieses Buchs.

Ich hoffe, Sie konnten einen ausgezeichneten Überblick gewinnen über das Intervallfasten und den ketogenen Ernährungsstil.

Sandra Baulich

Haftungsausschluss und Impressum

Der Inhalt dieses Buches wurde mit sehr großer Sorgfalt erstellt und geprüft.
Für die Richtigkeit, Vollständigkeit und Aktualität des geschriebenen kann jedoch keine Garantie gewährleistet werden.

Sowie auch nicht für Erfolg oder Misserfolg bei der Anwendung des gelesenen.
Der Inhalt des Buches spiegelt die persönliche Meinung und Erfahrung des Autors wider.
Der Inhalt sollte so ausgelegt werden, dass er dem Unterhaltungszweck dient.
Er sollte nicht mit medizinischer Hilfe verwechselt werden.

Juristische Verantwortung oder Haftung für kontraproduktive Ausführung oder falsches Interpretieren von Text und Inhalt wird nicht übernommen.

Impressum

Autor: Sandra Baulich
vertreten durch:
Markus Kober
Kreuzerwasenstraße 1
71088 Holzgerlingen
markus.kkober@gmail.com

32392664R00080

Printed in Poland
by Amazon Fulfillment
Poland Sp. z o.o., Wrocław